AF346348

QUELQUES CONSIDÉRATIONS

L'UTILITÉ DE LA MÉDECINE.

Extrait du Bulletin de la Société impériale de Médecine , Chirurgie et Pharmacie de Toulouse.

QUELQUES CONSIDÉRATIONS

SUR L'UTILITÉ DE LA MÉDECINE ;

DISCOURS

Prononcé dans la Séance publique du 21 mai 1865,

Par M. le Dr BUTIGNOT, *Président.*

MESSIEURS,

Dans cette même enceinte où nous réunissait, l'an dernier, comme elle nous y réunit aujourd'hui, la solennité qui venait clore notre année académique, je parlais du rang important qu'occupent les moyens empruntés à l'hygiène, parmi les agents curatifs dont la médecine dispose, et je prouvais par quelques exemples que l'expérience se joint à la théorie pour établir la vérité de cette doctrine. A ce langage, des esprits sceptiques, et ils sont nombreux, à l'égard de la médecine, exagérant ma pensée, se sont certainement demandé à quoi est bonne cette science, si, de l'aveu des médecins eux-mêmes, les médicaments sont souvent et, ajoutent-ils, peut-être toujours inutiles, et s'il suffit, pour se guérir, d'observer ce qu'ils appelleraient volontiers les règles de la prudence la plus commune.

Ce qui devrait surprendre, c'est que cette erreur ne soit pas seulement celle du vulgaire, et qu'elle soit partagée par des hommes qui, bien qu'étrangers à l'art de guérir, sembleraient, néanmoins, par leur instruction et par leur intelligence, devoir être plus justes envers lui.

Et d'abord, quelque large que soit la part que l'on doit à l'hygiène dans la thérapeutique, elle est loin de la constituer tout entière ; on ne peut même la considérer, dans bien des cas, que comme la condition indispensable du bon résultat de l'emploi des médicaments ; et si elle peut se passer souvent de leur concours, il est facile de se l'expliquer, c'est parce que les maladies légères sont les plus communes. D'ailleurs, pour montrer combien peu cette puissance des moyens hygiéniques autorise à regarder comme inutiles et la médecine et le médecin, et pour faire apprécier l'étendue des services que cette science rend tous les jours, lors même qu'elle peut se dispenser d'appeler à son aide la matière médicale, nous n'aurions qu'à présenter à nos dédaigneux critiques le tableau des malades nombreux qui viennent réclamer nos conseils pour des affections de cette nature. Qu'auraient-ils fait, si le médecin ne leur eût indiqué la conduite qu'ils devaient tenir ? Qu'on ne nous dise pas qu'il leur aurait suffi de suivre les inspirations de leur instinct ou de leurs sensations. Quel est celui d'entre nous, en effet, qui ne pourrait énumérer quelques victimes de ces prétendues inspirations que le malade puise en lui-même Nous opposerait-on les exemples que nous offrent certains animaux ? Sans doute, celui du chien est vulgaire parmi nous ; sans ajouter une foi entière à ce que nous rapportent les auteurs, il est même permis de croire que cet exemple n'est pas le seul, et ce fait, pour le dire en passant, suffirait pour démontrer l'existence et l'utilité de la médecine. Mais l'homme a été créé raisonnable ; libres dans nos déterminations, s'il est vrai que nous possédions aussi un instinct médical, nous ne lui obéissons jamais sans contrôle, et la raison dût-elle nous égarer, l'habitude, la nécessité de la prendre pour guide, anéantit bientôt en nous toute autre faculté rivale, et la fait régner en souveraine. Or, que dira la raison, dans cette circonstance ? Je veux toujours supposer qu'il ne s'agit que de maladies dans lesquelles la nature peut se suffire à elle-même ; mais on m'accordera, du moins, que sa puissance a des limites ; que sa force médicatrice ne peut triompher qu'à la condition qu'on ne lui suscitera pas indéfiniment de nouveaux obstacles. Eh bien, lors même que le désir de fuir la douleur et la mort, ou les conseils officieux mais aveugles de leur entourage, ne porteront pas ces malades à recourir, pour leur perte, à des agents médicamenteux, souvent nuisibles alors, sans sortir des limites de l'hygiène, n'est-ce donc rien que cette science? peut-on se flatter de la connaître sans l'avoir étudiée; et, si nous l'envisageons surtout comme moyen thérapeutique, n'est-il pas nécessaire, pour en faire une application utile, de connaître la structure de nos organes, leurs fonctions, leur pathologie? Aussi, combien la pratique de la médecine nous révèle-t-elle de fautes; combien de fois voyons-nous l'absence d'un guide éclairé, ou l'inexactitude à se conformer à ses prescriptions, non-seulement prolonger les maladies, mais souvent aussi les aggraver ou les rendre mortelles? Ces sortes de faits sont journaliers, et je n'en finirais pas, si, passant successivement en revue les divers moyens de l'hygiène, je rapportais toutes les erreurs, toutes les imprudences dont j'ai été le témoin; mais je me renfermerai dans un cadre plus étroit, et je me bornerai à considérer, dans quelques maladies, l'importance et les difficultés que présente cette science, au point de vue du régime alimentaire, les fautes de ce genre étant les plus communes, les plus évidentes et les plus accessibles à toutes les appréciations.

Je prendrai d'abord un exemple dans ces états morbides dont l'appareil digestif est si fréquemment le siége, qui, depuis que les doctrines dites physiologiques ont commencé à perdre de leur crédit, ont cessé d'être des gastrites pour un grand nombre de Médecins, et, suivant l'opinion souvent préconçue, peut-être, que l'on s'en est formée, sont aujourd'hui, pour un premier, des gastralgies ou dyspepsies de nature diverse; pour un second, des embarras gastriques; pour un troisième, enfin, des gastrites encore. D'où viennent ces divergences? Pourquoi tant de théories et de systèmes se trouvent-ils en présence sur ce terrain? Je ne sais si les uns et les autres ne méritent pas souvent le reproche de s'être trop hâtés de généraliser; mais, quoi qu'il en soit, ce serait rendre impossible toute discussion que de révoquer en doute l'exactitude des faits sur lesquels s'appuient ces différentes croyances. Nous devons admettre, comme on le dit, que, dans certains cas, les évacuants, dans d'autres, les toniques, ont triomphé de maladies contre lesquelles les débilitants avaient échoué; de même que l'emploi de ceux-ci a procuré des guérisons que l'on avait vainement demandées aux premiers; car si les temps où la gastrite dominait la pathologie, et l'absorbait même, en quelque sorte, tout entière, sont déjà loin de nous, il serait certainement contraire à la raison et aux faits de regarder son existence comme chimérique. Ainsi, puisqu'il n'est pas permis de supposer que des affections de l'estomac, dues à un état d'irritation, ont été guéries par des excitants, pas plus qu'elles n'ont cédé à un traitement antiphlogistique lorsqu'elles étaient dues à une autre cause, nous devons en conclure que ces diverses maladies se rencontrent toutes dans la pratique, de même qu'il résulte des discussions qui se sont élevées, et qui divisent encore les médecins sur la préférence à accorder à tel ou tel traitement; que le diagnostic différentiel est, dans bien des cas, entouré des plus grandes difficultés, et là-dessus, on est, en effet, à peu près unanime. Voilà donc un malade en présence d'un état pathologique, souvent obscur pour le médecin lui-même, qui, pour formuler un conseil utile, a besoin de faire appel à tout son savoir, toute son expérience, toute son attention; qui se trouve parfois réduit à des tâtonnements dont une prudence éclairée peut seule écarter le danger. Que fera, livré à lui-même, cet homme étranger à la médecine? Devra-t-il, pour combattre une atonie supposée, s'efforcer de vaincre sa répugnance pour les aliments, choisir même les plus substantiels et les plus toniques, et braver les accidents que provoque leur ingestion dans l'estomac? Ou bien, ne devra-t-il pas, au contraire, considérant les phénomènes morbides comme produits par l'irritation de ce viscère, non-seulement respecter le défaut d'appétit, mais résister quelquefois à la faim pour ne prendre qu'une nourriture légère et dont la digestion soit facile ? Ne devra-t-il pas surtout, et c'est là l'écueil d'un grand nombre, supporter un état de débilité inséparable du régime qu'il est forcé de suivre, et attendre qu'un repos relatif vienne rendre à l'organe souffrant son aptitude à fonctionner, de même que celui de la nuit nous rend l'énergie de la veille ? Incertain d'abord, hésitant, il adopte, enfin, une opinion, la bonne peut-être ; mais la guérison n'est pas l'œuvre d'un jour. Trop peu confiant dans le choix qu'il a fait pour avoir le courage d'y persister, il ne tarde pas à être ébranlé. Bientôt, pour peu que le résultat espéré se fasse encore attendre, l'impatience, la crainte achèvent de détruire sa foi chancelante ; et, persuadé de son erreur il passe au traitement opposé. Celui-ci ne le satisfait pas davantage. Après quelques jours, il l'abandonne à son tour pour revenir au premier ou essayer d'un troisième. Il s'adresse ainsi, alternativement, à l'un et à l'autre ; au milieu de ces incertitudes, de ces hésitations, le mal se prolonge, s'accroît, et lorsque enfin nous sommes appelés, c'est pour nous trouver en présence de désordres qui, de légers qu'ils étaient peut-être d'abord, sont aujourd'hui devenus inquiétants, si même ils ne sont irréparables.

Il est une autre maladie, du traitement de laquelle on ne pourrait presque jamais, sans doute, exclure les médicaments, sans compromettre la guérison, mais dans laquelle, toutefois, le régime joue un rôle d'une extrême importance : je veux parler de la fièvre typhoïde. Ici, comme dans les maladies précédentes, les difficultés sont telles, pour les médecins eux-mêmes, que la diète a varié, et varie encore aujourd'hui dans les limites les plus étendues. Tandis que certains refusent à leurs malades toute autre chose que des boissons délayantes, d'autres, indépendamment d'une quantité plus ou moins grande d'aliments, leur accordent encore, chaque jour, jusqu'à un litre de vin ; et pour les uns, comme pour les autres, il ne s'agit pas de soumettre à ce régime tel ou tel malade, mais d'une règle générale, et qu'ils appliquent à tous. Je n'ai pas besoin de dire que je ne crois pas que la vérité se trouve dans de semblables exagérations : et d'abord, pour ce qui est de la diète absolue, cette opinion n'est plus soutenue aujourd'hui que par quelques attardés de l'école physiologique, qui seraient certainement bientôt détrompés pour peu qu'ils voulussent essayer de l'être. La sanction de l'expérience ne paraît pas plus acquise à ceux qui, d'une manière générale, donnent à leurs malades des aliments et du vin, dès les premiers jours ; et cette méthode a déjà contre elle les protestations de quelques praticiens, qui n'en ont obtenu que de mauvais résultats. Aussi, pourquoi l'essayaient-ils ? Des assertions semblables ont-elles besoin d'être démenties par les faits, et ne peut-on pas prédire, dès leur apparition, qu'elles n'acquerront jamais force de loi ? Il est remarquable que ce traitement est préconisé aujourd'hui dans les lieux mêmes où était proclamé, comme à peu près infaillible, il y a quelques années à peine, celui, par les purgatifs quotidiens, qui ne méritait pas, sans doute, les éloges qu'on lui donnait, puisqu'on a cru devoir lui substituer le dernier.

Parmi les opinions plus modérées qui se sont placées entre ces deux extrêmes, celle qui s'en trouverait également distante serait peut-être la moins mauvaise ; mais si tous les malades pouvaient être indistinctement soumis au même régime, cette partie de la thérapeutique deviendrait par trop facile : la nature ne se plie pas ainsi au joug de nos systèmes, et si chacun d'eux compte des succès, c'est ou bien parce qu'il s'est trouvé convenir aux sujets auxquels il a été appliqué, quoiqu'il l'ait été sans discernement, ou bien parce que la force médicatrice a su triompher et de la maladie et de la médication systématique. Déjà féconde, sans doute, en enseignements sur la valeur des systèmes, l'expérience des temps antérieurs avait appris à Celse, il y a dix-huit siècles, que l'art médical n'admet pas ces préceptes absolus ; et, dans des temps plus rapprochés de nous, les hommes judicieux n'ont cessé de répéter qu'il n'y a en médecine que des individus. Et comment supposer que la fièvre typhoïde, avec toutes ses variétés, puisse se prêter à cette sorte de nivellement dont nous parlons ? Qui ne comprend qu'il faut , dans la prescription du régime , tenir compte des forces des malades et du temps présumé pendant lequel ils doivent y rester soumis , de leur âge, de leurs habitudes , du plus ou moins d'énergie de la réaction , des accidents intercurrents ; savoir que la diète absolue , nécessaire quelquefois au début , peut cesser de l'être dans une période plus avancée ; qu'en un mot , on doit la surveiller avec la plus grande attention , pour lui faire subir les modifications que réclament les diverses phases de la maladie? Les fautes que l'on commet contre ces règles ne sont-elles même pas une des principales causes de mortalité? Et quel autre qu'un médecin judicieux et expérimenté pourrait empêcher de les commettre , lors même , je veux le supposer , que le malade aurait la conscience parfaite de ses sensations , qu'il jouirait de la plénitnde de son intelligence , tandis , au contraire , que la fièvre typhoïde lui en ôte fort souvent l'usage ; qu'il est plongé dans un état de stupeur qui le rend incapable d'exprimer un besoin , de formuler une demande ; qu'il se prête avec indifférence , et en quelque sorte comme une masse inerte , à tout ce qu'on veut de lui , de manière que ce seraient ou des parents aveuglés par leur tendresse , ou des serviteurs ignorants qui , dans le plus grand nombre de cas , seraient appelés à décider d'une question de vie ou de mort peut-être. Quelles que fussent leur prudence, leur raison ; quels que soient les préjugés sur les erreurs dans lesquelles peut tomber le médecin , de bonne foi , la raison de celui-ci n'est-elle pas faite pour inspirer plus de confiance ? Et que sera-ce si les difficultés viennent s'accroître de la nécessité d'administrer des médicaments dont jusqu'ici j'ai fait abstraction à dessein , et auxquels il est , néanmoins , fort rare, ainsi que je l'ai dit, qu'on ne soit pas forcé de recourir? Qui pourra , si ce n'est le médecin , faire choix de ceux qui conviendront à tel ou tel malade, fixer leurs doses , déterminer le moment auquel ils devront être administrés? Mais je ne veux pas traiter ici cette question , et je me contente de dire que , dans les fièvres typhoïdes , si je crois devoir repousser ces médications quotidiennes et uniformes dont je parlais tout à l'heure, comme étant irrationnelles et entourées de dangers, de même il n'est pas douteux pour moi que celui qni saura joindre, habilement et à propos, à un régime convenable, les vomitifs ou purgatifs, par exemple, les toniques et les évacuations sanguines elles-mêmes, sera aussi celui qui obtiendra les plus beaux et les plus nombreux succès.

Je ne veux pas abandonner la question des difficultés que présente le régime dans la thérapeutique, sans dire un mot de celles qui sont particulières aux maladies de l'enfance ; il existe quelque similitude entre ces dernières et l'affection précédente. Si, dans un grand nombre de cas, la fièvre typhoïde prive ceux qu'elle atteint du libre usage de leurs facultés mentales, celles ci, chez les enfants, ne sont pas encore développées, et ces malheureux petits êtres se trouvent ainsi livrés, sans défense, à toutes les hypothèses, à tous les caprices que peuvent enfanter, dans une imagination égarée par l'amour maternel, et dépourvue d'instruction, les préjugés les plus absurdes, lorsque, plus qu'à tout autre âge de la vie, en raison de l'extrême délicatesse des tissus, l'alimentation exerce très-souvent chez eux une influence décisive.

Pour faire comprendre combien les conseils du médecin sont ici nécessaires, il me suffira d'exposer ce qui s'observe tous les jours dans la maladie dont ils sont peut-être le plus fréquemment atteints, la diarrhée.

Il est évident, pour les médecins, que les chaleurs de l'été en sont la principale cause, et cette évidence résulte pour eux de sa fréquence relative en été et dans les autres saisons. Pour les mères et les nourrices, en général, il est au contraire convenu qu'elle est produite ou par les vers ou par la dentition. Dans cette alternative, on s'arrête à l'une de ces causes, les vers, par exemple. Pourquoi ? on l'ignore. Non que je conteste cette étiologie ; mais je nie qu'elle soit commune ; je nie que le diagnostic en soit facile, et que, même dans l'affirmative, on doive toujours recourir à l'instant aux

anthelmintiques et à un anthelmintique quelconque . Aussi ,
comme on est convaincu que le médecin ne partagerait pas cet
avis , on se garde bien de le consulter. En conséquence de
l'étiologie supposée , on administre aux enfants , à leurs ris-
ques et périls , des préparations de menthe, du jus de citron,
de l'ail et tous les vermifuges possibles , dont il est bien rare
que chaque commère ne possède pas au moins une formule ;
et lorsqu'on est parvenu à transformer une diarrhée catar-
rhale , souvent des plus bénignes , en une entéro-colite grave,
on se décide enfin à appeler le Médecin pour réparer , s'il en
est temps encore , les ravages produits par cette intempestivo
et dangereuse médication .

Si la diarrhée n'est pas considérée comme étant d'origine
vermineuse , on croit, avons-nous dit , devoir l'attribuer au
travail de la dentition , et il faut convenir que cette dernière
espèce est plus fréquente que la première. Ici , l'on ne s'ex-
pose pas à commettre d'erreur dans le traitement ; on n'en
fait aucun. Suivant un préjugé que j'ai regretté de voir sanc-
tionné par l'autorité d'un ancien professeur de la Faculté
de médecine de Paris , par Richerand , l'on ne doit pas
chercher à arrêter les dévoiements produits par cette cause.
Or , donné ainsi d'une manière absolue , ce conseil me paraît de la dernière imprudence. Que , dans certaines limites , ils constituent parfois une dérivation salutaire , et que
l'on ne doive pas se hâter , par conséquent, de recourir
aux opiacés , aux astringents , je l'accorde ; mais qu'il ne
soit pas nécessaire de les surveiller , que l'on ne doive pas
s'inquiéter de ce qui peut les entretenir ou les aggraver, qu'il
ne faille pas même , par exemple , apporter au régime des
malades la plus petite modification, c'est là une faute dans
laquelle se gardera bien de tomber un homme prévoyant ; et
qui sait quelles peuvent être les conséquences d'une semblable inertie! Eh bien , ces précautions, si utiles même dans
les dévoiements secondaires ou sympathiques de l'évolution
dentaire , que l'on juge combien il est dangereux de les né-
gliger , lorsqa'il s'agit de ceux que produisent des affections

intestinales idiopathiques. Et cependant, à leur début, et lorsqu'il serait encore facile d'en triompher , combien de mères ne négligent-elles pas de réclamer les secours de la médecine ! Bien loin d'apporter quelque discernement dans l'alimentation de leurs enfants , ne sont-elles pas , au contraire , d'autant plus indulgentes que l'appétit qui commence à languir les rend plus capricieux dans le choix des aliments ? Et ce que je dis des enfants déjà sevrés, je pourrais le dire avec autant de raison de ceux dont le lait maternel forme encore la seule nourriture. Je m'explique : en général, ce lait n'est pas regardé comme un aliment dont la quantité doive être subordonnée à l'état de santé de l'enfant. On ne saurait jamais lui en donner avec excès. A-t-il faim , c'est avec le lait qu'on le rassasie ; est-il souffrant , c'est avec le lait qu'on cherche à calmer ses douleurs ; a-t-il soif , c'est encore par le même moyen qu'on le désaltère ; de telle sorte que si une diarrhée , par exemple, qu'on aura laissée s'aggraver par des imprudences , vient à se compliquer d'un état fébrile, de douleurs intestinales, d'une soif plus ou moins vive , fût-elle même accompagnée de vomissements , sous le prétexte que le lait est la seule ressource, la seule boisson à laquelle il soit permis de songer , sans aucun égard aux indications que présente l'état du malade , non-seulement on ne le prive pas de l'aliment ordinaire, mais encore on lui en accorde, en réalité , d'autant plus qu'il devrait en être privé davantage ; et c'est ainsi que nous voyons succomber annuellement, dans la saison des chaleurs, une multitude d'enfants, lorsque l'homme de l'art, s'il eût été appelé en temps opportun, en aurait par une bonne entente de moyens hygiéniques, secondés par quelques médicaments peu actifs , en aurait , je ne crains pas de le dire, arraché à la mort les neuf dixièmes.

Le petit nombre d'exemples que je viens de citer , en montrant quelle est l'importance du régime dans le traitement des maladies , et quelles sont les difficultés que présente son application , font assez comprendre que cette importance, ces difficultés , doivent se rencontrer , en quelque sorte, à cha-

que pas dans la pratique ; et combien, par conséquent, j'avais
le droit de me plaindre tout à l'heure du peu de justice que
l'on rend à la médecine , en la regardant comme inutile lorsqu'elle se borne à des prescriptions diététiques. Ce sont là
néanmoins des reproches qu'on lui adresse tous les jours.
Que, dans une fièvre typhoïde, il nous arrive souvent , et
quelquefois pendant des semaines entières, en attendant l'op-
portunité de l'administration d'un purgatif ou de tout autre
médicament, de nous contenter de prescrire une boisson in-
offensive et plus ou moins alimentaire , accompagnée ou non
de quelques moyens plutôt hygiéniques que médicinaux ;
Hé quoi ! s'écrie-t-on , dans une maladie aussi pleine de dangers , si souvent mortelle , se croiser les bras, et la laisser
ainsi continuer librement sa marche, s'aggraver même, sans
déployer une médication énergique qui en arrêterait peut-être
le cours ou les progrès, évidemment, une conduite semblable
ne peut s'expliquer que par l'ignorance ou la légèreté... Est-
ce bien nous, Messieurs, qui méritons cette accusation , et
ne pourrions-nous pas , à bon droit, la retourner contre nos
accusateurs eux-mêmes ? Ils ignorent, lorsqu'ils nous l'adres-
sent , combien il a fallu au médecin d'étude , d'observation ,
d'expérience , pour savoir et pour oser , en face du péril ,
en face de la critique , en face de ses devoirs , rester dans
cette savante inaction dont ils lui font un crime, et de laquelle
ils devraient le bénir.

Après avoir établi combien l'intervention de la médecine
peut être utile , lors même qu'elle s'abstient de substances mé-
dicamenteuses , il serait oiseux de s'étendre longuement pour
faire comprendre qu'elle est indispensable quand les moyens
que nous fournit l'hygiène cessent de suffire. Quel est l'homme
qui , en présence d'une maladie grave , sans instruction médicale et sans expérience , oserait employer un remède doué
de quelque énergie ? Mais j'oublie que, pour avoir foi en l'utilité de ces leviers puissants de la thérapeutique , il faudrait
d'abord avoir foi en la thérapeutique elle-même , et nos esprits
forts ne croient ni à l'une ni à l'autre. Ainsi , dans l'anémie ,

la chlorose, le fer ne serait plus le principal agent de ce prompt rétablissement de l'appétit, de la fraîcheur, de la force ; résultats étonnants que nous avons peut-être cessé d'admirer, parce que nous sommes trop habitués à en être les témoins. Ainsi, dans une phlegmasie aiguë de la tête ou de la poitrine, par exemple, lorsque nous voyons la saignée, pratiquée au début des accidents, tantôt les faire avorter et tantôt, du moins, les atténuer ou en abréger la durée, nous nous faisons illusion, disent-ils, sur la filiation de ces phénomènes, et nous croyons à un rapport de causalité, tandis qu'il n'existe qu'un simple fait de coïncidence. C'est encore une erreur que de voir dans l'opium ce médicament merveilleux, don précieux du Créateur, sans lequel Sydenham regardait comme impossible d'exercer la médecine ; qui, pour ne parler que de sa propriété la moins contestée, celle que ne peuvent assez louer les malades qui en ont éprouvé les effets, calme d'une manière si prompte, et souvent sans retour, les souffrances les plus intolérables.

Que ne pourrais-je pas dire du mercure et de son moderne succédané, l'iodure de potassium, dans le traitement des maladies syphilitiques? C'est en vain que l'on a tenté de s'affranchir de la nécessité de recourir à leur emploi. Ces tentatives périlleuses, quelques succès peu nombreux ou éphémères, n'ont abouti qu'à confirmer dans leurs mains le sceptre de la spécificité.

Nommerai-je, enfin, le quinquina, ce héros de la matière médicale, cette bienfaisante écorce, conquête des siècles derniers, à qui tant de malades ont dû et doivent encore tous les jours la santé et la vie? Quels éloges lui donnerais-je qui ne soient dans toutes les bouches? Et n'est-ce pas à lui que nos soldats sont redevables d'avoir pu résister au plus dangereux ennemi qu'ils aient rencontré sur le sol africain ?

A cette énumération de quelques-uns des principaux médicaments, je pourrais joindre celle d'un grand nombre d'autres qui, bien que jouissant de propriétés moins constantes peut-être, moins bien définies, rendent, néanmoins, de très-grands services à la thérapeutique , qui leur doit une bonne partie de ses succès.

Et néanmoins, même de nos jours , la Médecine , riche de l'expérience des temps qui nous ont précédés , fondée sur l'anatomie et la physiologie , telles que les ont faites les découvertes dont elles se sont agrandies depuis deux siècles , disposant de toutes les ressources que lui fournissent l'hygiène et la matière médicale , la Médecine, dis-je, serait, pour bien des gens , une science inutile. Heureuse même , si l'on se bornait à lui adresser ce reproche : car, est-elle appelée à intervenir ; on l'accuse encore d'ignorance , quand la guérison ne vient pas couronner ses efforts ; elle est meurtrière lorsque la maladie s'aggrave ou que le malade succombe ; en un mot , être considéré comme inutile ou comme dangereux , tels sont les deux écueils que le médecin voit sans cesse se dresser devant lui , et contre lesquels il doit craindre , à chaque instant d'aller se heurter.

L'un des arguments , à l'usage de ceux qui accusent la Médecine d'ignorance, est le préjugé, d'après lequel il existerait des remèdes contre toutes les maladies. Je ne sais sur quel fondement repose cette étrange croyance ; on la trouve dans Pline , et c'est, sans doute, sur la foi de cet auteur, que des médecins l'ont propagée pendant des siècles, Ainsi , les altérations de la santé même inhérentes à notre organisation , des anomalies dans les fonctions menstruelles , quelques affections de la peau , d'autres héréditaires , un grand nombre que nous ne pourrions guérir, sans nous exposer à provoquer des accidents graves dont elles sont le préservatif; enfin , certains états morbides adventices , qui ont été jusqu'ici , et qui seront peut-être toujours incurables; rien ne trouve grâce devant nos utopistes , et supérieure aux lois de la nature, la Médecine aurait les moyens de tout guérir. Je suppose, d'ailleurs, que la thérapeutique fasse, dans les âges à venir, quelques nouvelles conquêtes , sommes-nous donc coupables de ne pas les posséder aujourd'hui ? Que ne nous fait-on aussi un crime de ne pas avoir opposé le quinquina aux fièvres intermittentes , avant la découverte de l'Amérique.

Au reste, Messieurs, ne nous étonnons pas des attaques dont la Médecine est aujourd'hui l'objet. Quelques droits qu'elle ait à la reconnaissance de l'humanité, dès les temps les plus reculés, elle a eu ses détracteurs, nous en trouvons déjà la preuve dans les ouvrages d'Hippocrate ; alors, comme de nos jours, l'ingratitude, l'ignorance ou la légèreté, méconnaissant le bien qu'elle faisait, l'accusant du mal qu'elle ne pouvait empêcher, la dénigraient à l'envi, et ce grand homme ne dédaigna pas de répondre à ces injustes attaques : il établit, par des arguments sans réplique, l'existence de la Médecine ; sans prétendre que sa puissance n'eût pas de limites, il indiqua quels étaient les principes qui avaient servi ou qui pouvaient servir de base à ses progrès, et ces pages, écrites avec une noble simplicité, avec franchise et sans affectation, auraient dû fermer à jamais la bouche aux passions, si le langage de la vérité suffisait pour les réduire au silence.

Mais tel n'est pas l'homme ; avide de jouissances, il aspire, avec toute l'énergie que lui donnent son intelligence et le sentiment d'une perfectibilité indéfinie, vers un bien-être qui ne viendra jamais combler ses espérances. La raison a beau lui dire que, s'il est incontestablement perfectible dans des limites qu'on ne saurait déterminer, ces limites existent, et que ses facultés ne peuvent se développer que dans la sphère de leur réalité ; sourd à ce langage, ses désirs, bien loin de se modérer, semblent, au contraire, s'accroître de toutes les difficultés qui l'empêchent de les satisfaire, et il s'insurge contre elles, sans examiner si les obstacles qu'il s'efforce vainement de franchir, ne sont pas les barrières elles-mêmes par lesquelles le Créateur a voulu circonscrire le champ clos de l'humanité.

Avec de pareilles tendances, comment l'homme serait-il juste envers la Médecine? la santé est pour lui le premier des biens, la condition principale du bonheur, et il se voit condamné, dès sa naissance, à lutter sans cesse contre la douleur et la maladie, dont la science ne saurait l'affranchir d'une manière absolue. Sans parler des perturbations accidentelles et nombreuses , toutefois , que produit en lui l'influence des agents extérieurs, l'enfance avec sa faiblesse , la jeunesse avec ses passions , l'âge mûr avec les fatigues et les soucis qui en sont inséparables, lui apportent, dans chacune de ces phases de la vie , leur contingent de maux , et la vieillesse , enfin , en même temps qu'elle lui montre une fin prochaine , vient l'accabler des infirmités naturelles qui résultent de l'affaiblissement graduel et inévitable des diverses parties de son organisme. Aigri par des souffrances que la raison est d'autant moins capable de lui faire supporter avec résignation, qu'elles viennent empoisonner dans sa source , cet idéal chimérique qui est l'objet constant de ses vœux et de ses efforts , il cesse d'être équitable , et , juge moins convaincu que passionné d'un débat dans lequel s'agitent ses intérêts les plus chers , il s'efforce de rendre la Médecine responsable des maux qui ne sont que le triste apanage de l'humanité , et souvent aussi le fruit de ses propres imprudences.

N'est-ce pas là , en effet, ce que nous pourrions dire de ces écrivains philosophes des siècles derniers , que l'on trouve au nombre des adversaires de la Médecine , les Montaigne , les Pascal , les Jean-Jacques? Leur jugement présente-t-il donc un tel caractère de justice et d'impartialité, que nous devions nous incliner devant lui ? Pour le premier , quand on connaît son caractère sceptique , lorsqu'on le voit déclarer que l'incertitude de son jugement est si également balancée, qu'en la plupart des occurrences , il le compromettrait volontiers à la décision du sort : qu'il donne ses humeurs et ses opinions pour ce qui est en sa créance, non pour ce qui est à croire , et qu'il sera , par adventure , autre demain, si nouvel apprentissage le change ; lorsqu'enfin , il avoue qu'il n'a rien approfondi , et qu'il s'est contenté de tout effleurer ; quelque esprit , parfois , quelque bon sens qui brillent dans ses écrits, où se trouve trop souvent aussi l'erreur ou le paradoxe ; que conclure de ses croyances sur telle ou telle matière, et , par ses doutes , ses hésitations , ne provoque-t-il pas lui-même notre contrôle?

Rousseau, incrédule et frondeur par nature et par système ; sombre et misanthrope, non-seulement singulier, bizarre, mais encore affectant de le paraître ; sophiste éloquent ; incertain, lorsqu'une question se présentait à lui, s'il soutiendrait le pour ou le contre ; également habile dans l'un et dans l'autre ; mérite-t-il, à son tour, que nous attachions une grande importance à ses opinions ?

Enfin, Pascal, esprit, il est vrai, sérieux, exact, profond ; n'aurait-il pas été conduit à écrire que la Médecine était une science imaginaire, parce qu'elle n'avait pu le guérir ; et le même motif n'expliquerait-il pas le jugement qu'en ont porté les deux autres ! Car il est remarquable que si Pascal, dès l'âge de dix-huit ans, n'a pas passé, comme il le dit lui-même, un seul jour sans souffrir, Montaigne avait la gravelle, affection contre laquelle nous sommes, et nous serons, peut-être toujours, fort souvent impuissants. L'hypcondriaque Rousseau passe pour avoir été atteint d'une maladie de vessie, trop souvent aussi incurable : or, ne sommes-nous pas, surtout, autorisés à penser que leur plume a pu s'égarer dans un accès de gravelle ou de mélancolie, lorsque nous lisons dans Montaigne ces paroles qui semblent si bien écrites pour la circonstance : « mon esprit est tellement affrété à mon corps, que quand celui-ci a la colique, son compagnon l'a aussi ; » dans Pascal, que « les maladies nous gâtent le sens et le jugement ; » enfin, lorsque Rousseau, après avoir exhalé sa bile contre les Médecins et la Médecine, exprime plus tard du regret d'avoir été aussi injuste envers eux.

L'art de guérir compte encore un assez grand nombre d'adversaires qui, sans être poussés par le désir de se venger de leurs mécomptes, se sont, néanmoins, faits ses détracteurs, pour un motif beaucoup plus futile. Ils savent qu'ils ne le connaissent pas assez pour le juger, qu'ils le calomnient peut-être ; mais ils ont cru trouver dans leurs déclamations contre lui, un moyen facile de paraître spirituels. Nourris de la lecture des Molière, des Boileau, des le Sage ; de ces hommes qui ont su peindre, d'une manière si piquante et si vraie, les préjugés et les travers de leur époque ; après avoir fait ample provision d'armes dans cet arsenal, ils affublent un mannequin des défroques de la vieille médecine, et décochent innocemment contre lui des traits qu'il ne leur renverra pas. Ces attaques n'avaient sans doute pas, à l'époque à laquelle elles se rapportent, plus de fondement que n'en ont celles qui se produisent aujourd'hui ; mais, ce qui, du moins, est incontestable, c'est que, pour ceux qui ne veulent pas tenir compte à une science des progrès qu'elle a faits, rien n'est aussi aisé que de déverser sur elle du ridicule. Qu'était la physique, je ne dis pas au temps de Thalès et de Pythagore, mais à celui plus rapproché de nous, lorsqu'on expliquait encore, par l'horreur du vide de la part de la nature, l'ascension de l'eau dans un corps de pompe? Sans remonter aux rêves de l'astrologie et de la pierre philosophale, qu'était la chimie avant les Priestley, les Lavoisier? Pour apprécier la valeur des critiques dont il s'agit ici, il faudrait donc pouvoir se reporter aux divers temps auxquels elles ont été formulées ; se placer au point de vue de mœurs et d'usages qui ne sont plus les nôtres ; constater, surtout, quel était alors l'état des sciences sur lesquelles est fondée la Médecine, et décider, enfin, si elle avait été ou non habile à en déduire les applications qu'elles pouvaient lui fournir. Sans doute, si l'on considère combien ces sciences ont étendu leur domaine, combien les relations sociales se sont profondément modifiées, depuis soixante ans seulement, il peut sembler difficile, dans des recherches de cette nature, de faire la juste part des hommes et des choses ; mais avons-nous quelques raisons pour porter sur la Médecine un jugement défavorable? et s'il fallait, au contraire, une preuve qu'elle a toujours su marcher digne de sa mission, ne suffirait-il pas de jeter les yeux sur cette série d'hommes illustres qui, depuis les temps les plus reculés, ont consacré leur vie à son étude et à ses progrès? Eh quoi! ces hommes qui, par l'étendue de leur savoir, la supériorité de leur génie, ont fait l'admiration des siècles passés et font encore aujourd'hui la nôtre, n'auraient pas su reconnaître que la Médecine était une science illusoire, ou n'auraient pas eu assez de probité pour l'avouer. Je regrette, pour leurs auteurs, d'avoir à relever des assertions aussi dénuées même de vraisemblance; et se trouvât-il parmi eux quelques disciples renégats d'Hippocrate, je serais si loin de m'émouvoir de leur apostasie, qu'à mes yeux, je n'hésite pas à le déclarer, celui qui, après avoir étudié la Médecine et l'avoir exercée, la considère encore comme un art inutile, n'a jamais été digne ni de l'un ni de l'autre.

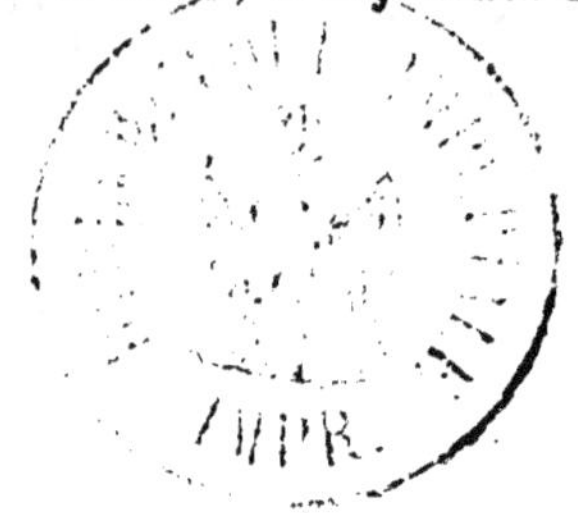

Toulouse, Impr. Douladoure; Rouget Frères et Delahaut, succ^{rs}, rue St-Rome, 39.